SUR

LA VESSIE IRRITABLE

CHEZ LA FEMME

(CYSTOPATHIE HYPERHÉMIQUE)

IMPRIMERIE LEMALE ET Cie, HAVRE

SUR

LA VESSIE IRRITABLE

CHEZ LA FEMME

(CYSTOPATHIE HYPERHÉMIQUE)

PAR

Georges DACHEUX

Docteur en médecine de la Faculté de médecine de Paris
Ancien interne des Hôpitaux et de la Maternité de Rouen
Lauréat des Hôpitaux (1888)

PARIS
G. STEINHEIL, ÉDITEUR
2, RUE CASIMIR-DELAVIGNE, 2

1894

SUR

LA VESSIE IRRITABLE

CHEZ LA FEMME

(CYSTOPATHIE HYPERHÉMIQUE)

AVANT-PROPOS

Avant d'entrer dans l'exposition de ces quelques pages inaugurales, nous nous faisons un devoir de respecter un usage consacré, et d'adresser, tant à nos professeurs actuels de l'École de Rouen, qu'à ceux que la mort a enlevés à notre affection, nos hommages les plus vifs de reconnaissance, et nos remerciements les plus sincères, pour le dévouement dont ils ont fait preuve, et pour l'amitié dont ils ont bien voulu nous honorer durant nos années d'études.

Que nos maîtres dans les hôpitaux de Rouen, et que MM. les Drs Labbé et Ferrand, nos maîtres à l'Hôtel-Dieu de Paris, reçoivent ici l'assurance de notre profond respect.

Nous désirons adresser quelques lignes à la mémoire

du regretté maître, M. le professeur Duménil, ancien directeur de l'École de Rouen.

Que M. le Dr François Hue, dont nous avons l'honneur d'être l'interne actuellement, nous permette de lui adresser tout particulièrement l'expression de notre plus vive gratitude, pour nous avoir offert le sujet de cette thèse, et pour s'être mis, avec cette patiente bienveillance déjà si connue, à notre disposition pour ce travail.

Que M. le professeur Tillaux veuille bien agréer nos remerciements pour avoir consenti à honorer de sa présence, la présidence de cette thèse.

Merci à notre excellent ami, le Dr Wagner, de Déville-lès-Rouen, qui a bien voulu nous consacrer un peu de son temps, pour faire la traduction de l'ouvrage de M. le Dr Zuckerkandl.

Merci également à M. le professeur d'hygiène et de thérapeutique, M. le Dr Leudet, de Rouen, qui nous a prêté son concours dans la revision de l'ouvrage étranger.

Merci enfin à M. le Dr Cotoni, d'Oissel, qui nous a communiqué les détails concernant une malade de sa clientèle, atteinte de vessie irritable.

INTRODUCTION

Nous possédions deux observations de vessie irritable chez la femme, communiquées, l'une par notre chef de service, M. le Dr Fr. Hue, de Rouen, et l'autre par M. le Dr Cotoni, d'Oissel, et nous n'avions pu les faire entrer dans le cadre nosologique tracé jusqu'ici, quand, dans la *Semaine médicale* du 23 mai 1894 (p. 243), nous pûmes lire une communication de Vienne, faite au club médical de cette ville, par M. le Dr Otto Zuckerkandl.

Nous fûmes heureux d'y trouver, à la fois, l'affirmation des deux faits que nous avions observés, et leur interprétation véritable.

Aussi, croyons-nous devoir, avant tout, rapporter ici en entier l'article de la *Semaine médicale*, qui a été le point de départ de ce travail.

« *De la vessie irritable chez la femme :*

« Dans la séance du 9 mai 1894, du club médical de « Vienne, M. Zuckerkandl a fait une communication sur « ce sujet. — On désigne sous le nom de *vessie irritable* « une affection caractérisée par le besoin fréquent et « intense d'uriner : si l'on vide la vessie avec le cathéter, « on constate que la vessie, à la fin de la miction, se con- « tracte plusieurs fois spasmodiquement. — Ce syn-

« drome peut être produit par des affections inflamma-
« toires de l'urèthre ou de la vessie, mais il peut se
« rencontrer aussi sans aucune lésion anatomique des
« voies urinaires : ce sont ces derniers cas que l'on
« désigne sous le nom de « *nervous bladder* ». — Chez
« les femmes, il est très difficile de trouver la lésion qui
« donne lieu au dit syndrome ; il faut, dans ce but, avoir
« recours à un examen aussi complet que possible :
« gynécologique, cystoscopique, uréthroscopique, ainsi
« qu'à l'analyse de l'urine. — M. Zuckerkandl a trouvé,
« dans plusieurs cas de vessie irritable chez la femme,
« une hyperhémie du bas-fond de la vessie, et de la partie
« postérieure de l'urèthre ; et il estime que ces hyperhé-
« mies localisées sont la cause de l'exagération de l'irri-
« tabilité réflexe de la muqueuse vésicale. — Voici les
« raisons qu'il donne à l'appui de cette manière de voir :
« on observe souvent le syndrome de la vessie irritable
« comme une conséquence passagère d'une congestion
« des organes génitaux, par exemple à l'occasion des
« règ'es, après le coït, dans les différentes périodes de la
« grossesse, à l'occasion de myômes de l'utérus, etc.... ;
« ce fait tient à ce que la vessie de la femme est un organe
« beaucoup plus mobile que celle de l'homme, à cause
« de son contact intime avec les organes génitaux,
« soumis à tant de modifications physiologiques et
« pathologiques.

« Il résulte de ces considérations que le traitement de
« la vessie irritable chez la femme doit viser surtout les
« altérations génitales dont elle dépend. »

Après maintes recherches dans les traités les plus

récents de pathologie, nous fûmes surpris de ne trouver point l'explication de nos deux observations, et nous résolûmes de nous adresser à M. le Dr Zuckerkandl.

Notre appel fut aussitôt entendu, et M. le Dr Zuckerkandl nous adressa, avec son opuscule paru à Vienne (1), une lettre bienveillante contenant encore une observation rentrant dans le cadre de notre sujet.

Nous sommes très heureux de lui adresser nos meilleurs sentiments de reconnaissance, et nos remerciements les plus chaleureux pour l'honneur qu'il a bien voulu nous accorder.

Le but que nous nous proposons dans cette étude est le suivant :

Après avoir défini, au vrai sens où nous l'entendons, la vessie irritable, dans sa forme la plus ordinaire, et montré, avec M. Zuckerkandl, que cette congestion du bas-fond de la vessie est la cause de la sensibilité exagérée de la muqueuse, la seule cause, non seulement perceptible, mais aussi quelquefois tangible; après avoir exposé la méthode que nous croyons la meilleure pour arriver au diagnostic certain de vessie irritable, nous chercherons quel est le moyen qu'il soit possible de préférer, pour enfin, sinon guérir radicalement les malades porteuses de vessie irritable, du moins les soulager autant qu'il est en notre pouvoir.

(1) Ueber eine Form der Irritablen Blase beim Weibe. *Wiener medizinische Presse*, Nr 20 und 21, 1894

CHAPITRE PREMIER

Qu'est-ce que la vessie irritable ?

Opinions diverses des auteurs.

Avant d'aborder cette étude, il est nécessaire de définir, d'une façon aussi précise que possible, ce qu'il faut entendre par cette expression « vessie irritable ».

Dans les *Leçons cliniques sur les maladies des voies urinaires*, professées à l'hôpital Necker, par M. le professeur Guyon (v. édit. 1881), et qui avaient été déjà professées en 1876 et 1877, l'auteur parle de vessie irritable (v. la 25e leçon) dans ces termes : « Les ataxiques « vous offriront l'une des variétés de cette affection sin« gulière qu'on a dénommée « vessie irritable », et que « l'on a souvent, à très juste titre, considérée comme « une maladie grave. C'est une de ces manifestations « anormales de l'ataxie, qui peut s'ajouter à cet ensemble « remarquable de viscéralgies si bien étudiées par le « professeur Charcot ; manifestations anormales aux« quelles d'autres symptômes, que vous êtes habitués à « relever classiquement dans l'ataxie, doivent tôt ou « tard, souvent très tard, donner toute leur signification « séméiologique. Elles pourront fort longtemps déjouer « votre observation, parce qu'elles se seront montrées

« tout d'abord sans le cortège symptomatique habituel « des lésions médullaires. » Et l'auteur donne comme symptôme de la vessie irritable, le spasme, « la con- « tracture, et même la contracture douloureuse ».

Si, maintenant, nous nous reportons à l'ouvrage *Traité pratique des maladies des femmes hors l'état de grossesse, pendant la grossesse, et après l'accouchement*, par Fletwood Churchill et A. Leblond (édit. 1881, Paris), nous trouvons un chapitre intitulé *Irritabilité réflexe de la vessie*. L'auteur s'exprime ainsi : « Cette « affection peut être caractérisée, soit par des envies « plus fréquentes d'uriner, sans douleur et sans diffi- « culté, soit au contraire, avec douleur, *ténesme*, et « efforts impérieux pour rendre encore quelques gouttes « d'urine, alors que la vessie est vide »; et, plus bas, il ajoute avoir rencontré la vessie irritable « dans des conditions très différentes du vagin et de l'utérus » : chez des vierges atteintes de dysménorrhée, chez des femmes ayant de la vaginite aiguë non vénérienne; de la ménorrhagie sans érosion, de la congestion ou de l'inflammation chronique, avec érosion du col utérin. Ces femmes n'avaient point d'urines pathologiques, et voyaient se guérir seule, sans nul traitement, leur affection vésicale.

Ainsi donc, pour M. le professeur Guyon, comme pour Churchill, la vessie irritable consistait uniquement en spasme vésical, avec efforts plus ou moins douloureux, et envies plus fréquentes d'uriner.

Le récent *Traité de chirurgie*, publié sous la direction

de MM. Duplay et Reclus, mentionne la vessie irritable dans les termes suivants :

« Au chapitre « Troubles fonctionnels de la vessie liés à des malformations congénitales », et aux suivants « Troubles fonctionnels de la vessie liés à des lésions de voisinage » ; — « Troubles fonctionnels de la vessie tenant à des lésions locales de cet organe » ; — « Troubles fonctionnels de la vessie dus à la composition anormale de l'urine » ; — « Troubles fonctionnels idiopathiques sensitifs et moteurs de la vessie » ; — « Troubles fonctionnels de la vessie d'origine psychopathique », se rapportent le cas dit de vessie irritable (irritable bladder des Anglais). Les symptômes qui caractérisent cet état d'irritabilité de la vessie sont : au point de vue sensitif, les douleurs cystalgiques ; au point de vue moteur, les contractions fréquentes de la vessie, cause de la miction fréquente et impérieuse, et la contraction du sphincter uréthral, qui peut ne produire qu'un retard et une gêne de la miction, ou déterminer la rétention complète. »

Mais ni l'un ni l'autre de ces auteurs ne parle de la congestion vésicale, telle que nous l'avons observée dans nos deux cas, et telle aussi que M. Zuckerkandl l'a trouvée dans la majorité des cas.

Nous reprendrons donc la définition de la vessie irritable, et nous dirons, avec M. Zuckerkandl :

« Dans sa forme clinique, elle consiste essentiellement dans l'effort plus pénible et plus intense pour vider la vessie. Dans la majorité des cas, les femmes sont tourmentées de cinq en cinq minutes, de ténesme vésical, et ne vident leur vessie que de quelques gouttes d'urine, avec des contractions spasmodiques. »

Et l'auteur viennois rattache ce trouble de la sensibilité vésicale à une congestion de la vessie; cette dernière dépend elle-même d'une congestion, soit physiologique, soit pathologique, de l'appareil génital.

Dans le cours de cette étude, nous traiterons toujours la vessie irritable considérée sous trois symptômes : ténesme, pollakiurie, ces deux-ci provenant d'une congestion de la muqueuse.

De cette façon, nous n'avons plus affaire à des nerveux, comme avec MM. Guyon, Churchill, etc. ; mais à des malades dont la vessie et l'urèthre n'auront aucune affection inflammatoire ou autre, mais simplement un peu d'hyperhémie parfaitement localisée; de plus, nous leur supposerons, ce qui était, du reste, la réalité dans nos deux observations, un appareil sphinctérien, cervical ou uréthral, qui possède un tonus normal.

Ces malades se rencontrent aussi bien chez les hommes que chez les femmes. Nous lisons dans l'ouvrage aussi de M. Zuckerkandl : « Sans coexistence de catarrhe vésical ou uréthral, l'augmentation du besoin d'uriner est un signe pathognomonique chez les hommes qui sont au début d'une hypertrophie de la prostate ; on trouve une hyperhémie importante de la partie prostatique de l'urèthre, ainsi que de la partie vésicale avoisinante. »

Il nous a, du reste, été permis, au mois de juin de cette année, d'observer un cas de ce genre. Nous tenons à le rapprocher des cas de vessie irritable chez la femme.

— X..., malade de 55 ans, n'a aucun antécédent nerveux. Depuis plusieurs années, il est pris d'envies de plus en plus fréquentes d'uriner, qui s'accompagnent bientôt de douleurs à la miction.

Les épreintes et le ténesme se répètent toutes les cinq minutes au moins, donnant à peine un peu de répit la nuit, pour lui permettre le repos.

Tous ces phénomènes ont cessé presque entièrement, à la suite de l'ouverture périnéale, et du drainage de la vessie.

L'ouverture sus-pubienne avait été rejetée, à cause de l'impossibilité d'injecter aisément la vessie.

Le malade était, de plus, hémorrhoïdaire : ceci nous semble avoir une grande importance dans les cas de ce genre.

Nous nous bornerons à la vessie irritable chez la femme seulement, soit que l'on rencontre une lésion génitale concomitante, soit que la malade en soit parfaitement indemne.

CHAPITRE II

Historique de la vessie irritable.

L'historique de la question ne sera pas long, puisque, sous le jour où nous envisageons la vessie irritable, le sujet ne nous paraît avoir été jamais étudié par aucun auteur : c'est M. Zuckerkandl, le premier, qui a considéré ce nouveau symptôme essentiel, « l'hyperhémie circonscrite de la muqueuse vésicale ».

La bibliographie qui nous concerne se borne presque à énumérer les auteurs cités par M. Janet, dans sa thèse de Paris, 1890, sur « *Les troubles psychopathiques de la miction* », et dont les principaux sont :

KUPRESSOW : *Physiologie du sphincter de la vessie.* Disc. inaug. Saint-Pétersbourg. Décembre 1870. Extr. in *Pfluger's Archiv.*, 1871.

GAUT : *Irritable Bladder.* Londres, 1872.

MOSSO et PELLACANI : Tout fait psychique, tout travail mental est toujours accompagné d'une contraction de la vessie. — Sur les fonctions de la vessie. In *Arch. ital. de Biologie*, t. I, 1882.

ULTZMANN (de Vienne) : *Névrose des organes génito-urinaires de l'homme.* Paris, 1883.

GEFFRIER : *Des troubles de la miction dans les maladies du système nerveux.* Thèse de Paris, 1884.

Féré : Des troubles urinaires dans les maladies du système nerveux, et en particulier dans l'ataxie. *Arch. de neurol.*, 1884.

Guyon : *Leçons cliniques sur les maladies des voies urinaires*. Paris, 1885.

Churchill : *Traité pratique des maladies des femmes, hors l'état de grossesse, pendant la grossesse, et après l'accouchement*. Paris, 1881.

Et encore nous hâterons-nous d'ajouter que ces auteurs pensaient avoir affaire simplement à des gens nerveux. Quelques-uns parmi eux, et Churchill entre autres, rattachent, il est vrai, la vessie irritable à diverses conditions, comme nous l'avons indiqué quelques pages plus haut, dans la citation.

« Quand, dit M. Zuckerkandl, on ne trouvait pas de lésion vésicale ou uréthrale, les ulcérations, par exemple, ou quand, à l'analyse, l'urine ne présentait rien d'anormal, on pensait aussitôt à une altération nerveuse ; et, dans cet esprit, on désignait cet état sous le nom de vessie irritable.

Peyer, dans une étude sur ce sujet, conclut que, si l'on fait des recherches plus précises, on trouve, dans tous les cas, une cause de la maladie. Les altérations, apparentes ou réelles, de la vessie, dépendent, dit-il, des organes de la génération. Il examine, sous ce rapport, les changements de forme et de position de la vessie, qui proviennent des organes génitaux ; il examine aussi les troubles principaux de la vessie des femmes enceintes, à la fin de la grossesse, et arrive à ce résultat, que la vessie irritable, dans la majorité des cas, n'est point une

affection nerveuse, mais « dépend d'un processus inflammatoire chronique du col de la vessie ».

Nous sommes bien de l'avis de ce dernier ; mais nous nous en écartons quant à la dernière proposition : nous faisons provenir l'irritabilité de la vessie, non pas d'un processus inflammatoire du col, mais, dans beaucoup de cas, d'une congestion, d'un déplacement, d'une néoplasie de l'appareil génital féminin.

Nous dirons qu'en somme, c'est l'ouvrage reçu de Vienne qui compose essentiellement la bibliographie sur ce sujet.

CHAPITRE III

Physiologie de la miction normale. – Localisation du besoin d'uriner.

Puisque notre étude repose sur une miction plus fréquente et plus douloureuse, il nous paraît nécessaire de passer en revue les diverses opinions qu'ont émises les auteurs, à la fois sur le siège, le caractère de la sensation nommée « besoin d'uriner », et, d'abord, sur le phénomène de la miction chez la femme.

Dans les cas normaux, l'urine ne sort point aussitôt qu'elle est amenée par les uretères ; elle s'accumule en plus ou moins grande quantité dans la vessie, et y séjourne plus ou moins longtemps, suivant les sujets, avant d'être expulsée de l'organisme ; elle y est maintenue grâce aux faisceaux musculaires du col de la vessie. Celui-ci est fermé « parce que c'est là sa forme naturelle : « c'est l'état de son sphincter, comme de tous les anneaux « musculaires semblables : ils oblitèrent à l'état de repos, « et en vertu de leur seule élasticité, l'orifice qu'ils « circonscrivent. Mais, pour peu qu'une cause quel- « conque tende à violenter ce sphincter, il devient impuis- « sant à interdir le passage, et l'urine se fait jour à « travers lui. La femme ne possède guère que cet appa- « reil de contention ; et, aussi, le moindre effort, un

« éclat de rire, font facilement sourdre quelques gouttes « d'urine. » (M. DUVAL. *Cours de physiologie*, 1887.)

De plus, dit Beaunis, le tissu élastique péri-uréthral sert d'adjuvant au sphincter.

D'après BÉCLARD (*Traité élémentaire de physiologie humaine*), 1866, la vessie se viderait, elle seule, en grande partie : en faisant de la vivisection sur les chiens, il aurait vu presque toujours la vessie vide, lors même que l'abdomen avait été ouvert largement.

Il attribue ce phénomène à ce que la tunique musculaire possède, outre ses fibres musculaires, des fibres en anses, qui formeraient des courbes ; le fond et les côtés de la vessie seraient embrassés dans la concavité de ces dernières ; et la terminaison de ces fibres et anses serait dans le col vésical ; d'où, par leur contraction, et alors leur raccourcissement, elles compriment le liquide, et forcent le col vésical à s'ouvrir passivement.

MAGENDIE (*Précis élémentaire de physiologie*, 1816), ADELON (*Physiologie de l'homme*, 1823), LEPELLETIER (de la Sarthe) (*Traité de physiologie médicale et philosophique*, 1832), BÉRAUD et ROBIN (*Manuel de physiologie de l'homme et des principaux vertébrés*, 1853), BÉCLARD (*Traité élémentaire de physiologie humaine*, 1866), M. DUVAL (*Cours de physiologie*, 1887), sont d'accord sur ce fait que l'urine, pour sortir de la vessie, vainc la résistance que le col lui oppose. Celui-ci s'ouvre donc passivement.

BEAUNIS (*Nouveaux éléments de physiologie humaine*, 1888), s'exprime ainsi : « Quand la vessie a atteint un « certain degré de distension, ses nerfs sensitifs sont

« excités, et il se produit une action réflexe des contrac-
« tions des fibres musculaires vésicales (detrusor urinæ),
« qui chasse quelques gouttes d'urine (dans la partie
« prostatique de l'urèthre); nous éprouvons alors une
« sensation particulière, le « besoin d'uriner » à laquelle
« nous pouvons céder, et contre laquelle nous pouvons
« lutter. Dans ce dernier cas, les fibres striées de l'urèthre
« se contractent et refoulent l'urine dans la vessie.
« Puis au bout de quelque temps, les mêmes phéno-
« mènes se reproduisent, et le besoin d'uriner reparaît
« avec plus de violence. Lorsqu'enfin nous cédons à ce
« besoin, la miction se produit par le mécanisme suivant :
« les fibres musculaires de la vessie se contractent, en
« même temps que le sphincter volontaire se relâche,
« et chasse peu à peu l'urine dans l'urèthre. »

Mais l'impulsion des faisceaux musculaires du corps de la vessie n'est point suffisante (Magendie, Adelon, Lepelletier, Béraud, Robin, M. Duval), pour violenter le col : il faut d'abord la pression des organes environnants, sur lesquels appuient le diaphragme et les muscles abdominaux contractés : ce sont ces derniers qui ouvrent la marche.

Tout d'abord, la cavité pulmonaire s'emplit d'air, grâce à une plus large inspiration, provoquée par l'abaissement plus marqué du centre phrénique du diaphragme. La glotte se ferme pour emprisonner l'air inspiré ; alors
« se contractent tous les muscles qui peuvent com-
« primer l'abdomen, c'est-à-dire les muscles de la paroi
« abdominale, le diaphragme, et les muscles du périnée,

« de sorte que la compression se produit dans tous « les sens ». (M. Duval, *ouv. cité.*)

Quand donc ces muscles, dans leur action synergique, ont forcé le col vésical de céder à la pression qu'ils ont communiquée à l'urine, la vessie continue seule, avec sa tunique musculaire à triple étage, le travail qui lui est imposé ; et il faut encore, à la fin de la miction, « la con- « traction des parois abdominales, qui devient plus « énergique et applique ainsi la paroi postérieure à la « paroi antérieure » de la vessie (Béraud et Robin).

La vessie prend alors la forme d'une cupule à concavité supérieure (Kuss).

Le jet de l'urine sort régulièrement sans secousses intermittentes, parce que nous avons affaire à des fibres musculaires lisses, chez lesquelles, si le passage de l'état de repos à l'état d'action se fait lentement, la contraction présente une longue durée, au lieu d'offrir une secousse comme les muscles striés, dépendant de la volonté.

Cependant, le jet sortira par secousses, ou avec une plus grande impulsion, ou même s'arrêtera si nous faisons intervenir, en totalité ou partie, les muscles volontaires, dont nous avons parlé.

Chez la femme, la miction à plein jet finit brusquement, parce que nous n'avons point le même dispositif que chez l'homme, c'est-à-dire l'élasticité de la région prostatique. M. le professeur Sappey dit, en effet, que l'urèthre postérieur est oblitéré par les muscles périnéaux, et « le muscle prostatique ».

Le rôle du col de la vessie est donc, chez la femme,

important au plus haut point : c'est lui seul, en somme, qui résiste à la pression de l'urine.

Voilà pour la miction.

Il nous faut maintenant analyser les phénomènes qui amènent le besoin d'uriner, chercher quelle est la partie de l'appareil urinaire qui le possède et l'enregistre, quels sont ses caractères, sa cause, et les centres qui y président, volontaires ou non.

La question de l'étiologie du besoin d'uriner physiologique n'est pas encore, à l'heure actuelle, parfaitement élucidée.

Adelon (1823, *ouv. cité*) dit que la cause est inconnue, que la sensation d'uriner est organique ou interne ; mais « ce n'est point l'urine qui, par son contact, « fait éclater la sensation » ; il y a de l'urine dans la « vessie bien avant que la sensation se prononce, et « souvent il n'y en a pas quand celle-ci sévit ».

Lepelletier de la Sarthe (*ouv. cité*), 1832, pense que « l'urine, par ses influences physiques et chimiques, « provoque la réaction vésicale ».

Béraud et Robin (1853, *ouv. cité*) rattachent la sensation du besoin d'uriner à « l'urine augmentée en « quantité, et devenue plus âcre ».

Béclard (1866, *ouv. cité*) parle d'une sensation interne, « dont le point de départ est dans la vessie, mais « dont le siège est dans le système nerveux ».

MM. Beaunis et Duval, dans leur *Physiologie*, faisant la théorie de l'évacuation de l'urine, attribuent à la région prostatique de l'urèthre, le siège du besoin d'uriner. Quant à l'explication de cette sensation chez la femme, sommes-nous autorisé de généraliser leur explication, et de dire, au lieu de « l'urèthre prostatique », « la région du col » ?

D'après Landois, Esmarch, Finger, le besoin d'uriner prend son origine à la racine de l'urèthre (V. ZUCKERKANDL, p. 7 et suiv.). Par l'augmentation de la pression intra-vésicale, une petite quantité d'urine est poussée, après avoir forcé le sphincter lisse de la vessie, dans la partie supérieure de l'urèthre, région du col ; elle produit, par l'excitation directe de la muqueuse de l'urèthre, le besoin d'uriner ; à cette opinion paraît se ranger aussi Lepelletier de la Sarthe.

F. Born, au contraire (1), rattache, comme le fait Béraud, le besoin d'uriner, non à l'urèthre, mais à la vessie elle-même ; c'est probablement la muqueuse qui en est le siège, et le grand sympathique y préside (BÉRAUD, *ouv. cité*) ; la sensation de la vessie pleine et le besoin d'uriner sont produits par la résistance que trouve la musculature de la vessie, qui se contracte ; par suite de la résistance, les fibres musculaires s'écartent, et donnent le besoin d'uriner (BORN).

Si l'on songe que le contact direct de l'urèthre postérieur avec des sondes ou des cathéters produit toujours, même dans une vessie vide, le besoin d'uriner ; que l'on peut, chez l'homme, au moyen du toucher rectal, et chez la femme, par l'exploration vaginale, produire toujours le besoin d'uriner, au moyen du toucher direct, en usant

(1) Zur Kritik über den gegenwartigen Stand der Frage von den Blasenfunctionen. *D. Zeits. fur Chir.*, t. XXV, 1886.

d'une pression même légère, sur la racine de l'urèthre; que des processus inflammatoires de l'urèthre postérieur donnent toujours lieu à l'augmentation du besoin d'uriner; et qu'enfin ce besoin se produit de la façon la plus intense, quand une pierre, ou une partie d'une tumeur vésicale est pincée dans la racine de l'urèthre, ou quand un abcès a son siège dans cette région, alors peut-être aura-t-on le droit de conclure que le besoin d'uriner peut être déterminé à la racine de l'urèthre.

D'autre part, puisque l'urèthre, et au moins la partie vésicale immédiatement voisine, ne sont pas des organes rigoureusement distincts l'un de l'autre, mais empiètent l'un sur l'autre sans limites bien nettement définies; puisque la musculature de l'urèthre est une suite directe de celle de la vessie, et que les fibres longitudinales de la vessie se laissent suivre, sur une certaine longueur, jusque dans l'urèthre ; puisque, comme nous le verrons plus loin, le système vasculaire est commun aux deux organes, il ne serait pas étonnant que la vessie, ou, du moins, sa partie basale, pût produire, aussi bien que l'urèthre, le besoin d'uriner.

M. Zuckerkandl est persuadé, après examen cystoscopique, souvent répété pendant ces dernières années, que cette susceptibilité serait le plus vive au fond de la vessie.

Ne voit-on pas, en effet, dit-il, que, dans des cas même où nous n'avons point d'affection aiguë ou chronique de l'urèthre, mais où nous trouvons, limitées au bas-fond de la vessie, et cela, d'une façon exclusive, des affections comme ulcère tuberculeux, cystite directement localisée dans un néoplasme au début ; ne voit-on pas que le besoin d'uriner existe, lors même qu'il n'y a qu'un peu d'urine ? Dans ces cas-là, donc, la muqueuse vésicale, aussi, et principalement la partie qui est située au voisinage immédiat de l'orifice interne de l'urèthre, peut, quand elle est irritée, produire la sensation nommée « besoin d'uriner ».

La production du besoin d'uriner peut avoir lieu, dans ce sens, de la façon suivante : quand la pression vésicale a atteint un certain degré, que nous ne pouvons préciser, il s'opère une excitation des fibres sensibles de la muqueuse vésicale entourant immédiatement l'orifice interne de l'urèthre ; d'où la sensation de la vessie pleine, et ensuite, d'après la théorie des réflexes, il se produit une innervation du « musculus detrusor urinæ » (tunique musculeuse), et, simultanément, l'ouverture du sphincter lisse.

D'après la théorie ancienne de Landois, Finger, le sphincter, avons-nous dit plus haut, serait ouvert passivement par la pression intra-vésicale ; mais cette opinion ne tient pas debout, si l'on pense que, dans quelques circonstances, quelques gouttes d'urine suffisent à produire aussi la sensation de ténesme : or, en pareil cas, il serait irrationnel de parler de pression de l'urine (v. ZUCKERKANDL, p. 9).

Zeissl, dernièrement, dans un travail expérimental, vient d'établir la preuve irrécusable, que, chez le chien, l'ouverture du sphincter interne de la vessie n'est point produite à la suite de l'action du « musculus detrusor urinæ », mais peut aussi s'observer, après l'ablation de ce dernier, et d'une façon spontanée, par la seule excitation du « *nervus erigens* » (nerf honteux interne, branche émanée du plexus sacré, et suivant l'artère homonyme).

Ce dernier fait ébranle complètement la théorie de la dilatation « *passive* » du sphincter uréthral.

Alors, nous dirons, pour expliquer la production physiologique de l'évacuation de l'urine : « à un moment donné, un peu d'urine passe, par suite de l'ouverture « *réflexe* » du sphincter, et de l'innervation des fibres de la tunique musculaire vésicale, à la racine de l'urèthre ; le besoin d'uriner, ensuite, devient plus intense, par l'irritation directe de la partie la plus reculée de l'urèthre ». Nous avons vu plus haut, en effet, qu'il faut rattacher la sensation de ce besoin à cette partie de l'urèthre.

Il s'ensuit, maintenant, tout simplement, l'émission de l'urine : les muscles striés de l'urèthre, et ceux du bassin opposent une bien courte résistance, pendant que le besoin d'uriner s'accroît à la faveur d'une augmentation de la pression latérale.

Il sera plus facile dès lors de comprendre comment il se fait que, si la muqueuse est irritée dans les deux endroits dont nous avons fait le siège de la sensation du besoin d'uriner, celle-ci se produise plus facilement et plus vite que normalement, même avec une pression intra-vésicale beaucoup plus petite.

Il paraît maintenant vraisemblable de rattacher tous les phénomènes de la miction à la moelle épinière ; surtout, d'après Goltz (v. BEAUNIS), dans la partie lombaire.

« Budge a cherché à préciser encore plus, et ses « expériences le portent à placer le centre d'innervation « de la vessie au niveau de la quatrième vertèbre lom- « baire (chez le chien et le lapin).

« Kupressow (1) place ce centre entre la cinquième et « la sixième vertèbre lombaire ».

« Il est évident, en outre, que le cerveau contient « aussi des centres de la miction, puisque la volonté « provoque la miction en dehors de tout besoin; et, « d'autre part, elle peut l'empêcher, l'arrêter, malgré « cette sensation. » (L. GUINON. *Quelques troubles uri-* « *naires de l'enfance*. Th. de Paris, 1889.)

(1) KUPRESSOW. Zur Physiol. des Blasenschliessmuskels. *Arch. de Pflüger*, t. VI, 1872. BUDGE. *id.*, *id.*

CHAPITRE IV

Causes de la vessie irritable en général. — Étiologie dans notre cas particulier. — Pathogénie.

Nous sommes autorisé, dès le début de ce chapitre, à affirmer que, non seulement la vessie et l'utérus sont dans des rapports tout à fait intimes, si nous les considérons au triple point de vue de l'anatomie, de la physiologie et de la pathologie, mais encore que l'utérus l'emporte souvent, d'une manière éclatante, sur l'organe de l'évacuation de l'urine.

Au point de vue médico-philosophique de l'espèce humaine, aussi bien que des êtres organisés, ne voyons-nous pas que, partout, pour assurer la reproduction des espèces, la nature a fait toujours prévaloir dans chacune d'elles, l'appareil génital ? On pourrait presque dire que chaque être est essentiellement, et avant tout, son système génital.

Chez la femme aussi, la matrice est donc la sphère centrale autour de laquelle gravitent tous les autres appareils ; ces derniers ne jouent, vis-à-vis d'elle, que le rôle secondaire de gardiens chargés de veiller à son bon fonctionnement et à sa conservation.

Anatomiquement, ne voyons-nous pas, tout d'abord la vessie, logée derrière la symphyse pubienne, en avant de l'utérus, entourée d'un tissu cellulaire lâche, de telle façon qu'elle puisse modifier librement son volume, d'une façon remarquable ? L'utérus, au contraire, est maintenu plus solidement par des replis du péritoine, soit latéralement, soit antérieurement, soit postérieurement, et, cependant, jouit d'autant de liberté dans son énorme distension. — La vessie, mal oblitérée par elle-même, ne possédant guère comme appareil de fermeture qu'un sphincter s'ouvrant facilement dans le rire, la toux, le vomissement, et quelquefois même spontanément, par voie réflexe, et sans aucun effort, dans l'état de gravidité, a besoin de se fier, en outre, au sphincter externe que lui prête l'urèthre, dans sa partie la plus profonde. Au contraire, l'utérus possède un col qui l'oblitère bien, et qui se dilate difficilement, et après de longs efforts, pénibles et répétés, comme le *montrent les primipares*. — *La* vessie, de plus, n'a-t-elle point besoin, pour se maintenir *en place derrière le pubis, d'être étayée, en partie par* l'utérus, mais surtout par le vagin, dont elle est séparée *par un tissu cellulaire lâche qui lui forme un plancher ?* Au contraire, l'utérus se soutient par ses propres ligaments. — Le système vasculaire qui irrigue la vessie, et celui qui arrose et nourrit les organes génitaux, ne sont-ils pas les deux parties d'un réseau à mailles nombreuses, *tellement liées l'une à l'autre qu'elles se balancent* presque ? — Le système nerveux, celui qui fournit des *rameaux à la vessie et à l'utérus, n'est-il point, en partie* au moins, le même, le plexus hypogastrique et aussi les *troisième et quatrième nerfs sacrés ? (Testut, Q. III.)* — Enfin, chose encore plus frappante, le méat urinaire, dissimulé complètement dans des replis génitaux, n'est-il point comme une dépendance relativement de moindre signification ?

Physiologiquement, ne voyons-nous pas l'utérus et la vessie, ces deux muscles creux, tous deux à fibres lisses, se dilater passivement par leur contenu, et se contracter passivement, sans être soumis à l'empire de la volonté ? N'ont-ils point à subir le même commandement, quand intervient la volonté, pour faire se contracter le diaphragme et les muscles abdominaux, qui appuient sur eux et aident ainsi à leur évacuation ? De plus, dans l'état de grossesse, ne voyons-nous pas encore l'utérus commander en maître à la vessie, lui ravir presque sa place, et la repousser en avant ? Et, enfin, quand le segment céphalique du fœtus vient engager son occiput *sous l'arcade pubienne, ne voyons-nous pas les organes* urinaires d'évacuation, refoulés au second plan par les *organes génitaux, fuir, se mettre, au mieux, à l'abri, sous* le milieu de la symphyse ?

La pathologie, elle aussi, ne nous montre-t-elle point que tout abaissement, toute déviation des organes génitaux internes, toute néoplasie, toute phlegmasie, aiguë ou chronique, des organes génitaux, internes ou externes, fait participer le réservoir vésical à leur état de *souffrance, soit qu'il y ait une action compressive, soit* qu'il se produise un tiraillement, soit que la vessie *devienne malade par propagation ?*

Nous pouvons donc hardiment poser en principe que *la vessie est écrasée, en quelque sorte, par l'importance* que prend sur elle tout l'appareil génital.

Ceci posé, nous ne serons pas surpris, dans l'énumération des causes qui influent sur la vessie, de trouver une longue liste d'affections, plus ou moins différentes les unes des autres.

Si nous ouvrons le tome VII du *Traité de chirurgie* de MM. Simon Duplay et Paul Reclus, à l'article « Troubles vésicaux névropathiques », nous trouvons la division suivante :

a) affections vésicales d'origine nerveuse ;

b) affections nerveuses d'origine vésicale.

La première section comprend divers groupes, ci-dessous passés en revue (nous ne nous arrêterons point à la seconde, qui ne rentre point dans notre cadre étiologique).

α) Troubles fonctionnels de la vessie tenant à une maladie à lésion du système nerveux. — La thèse de Geffrier (Paris, 1884, *Des troubles de la miction dans les maladies du système nerveux*), après les travaux nombreux de Duchesne, Topinard, Charcot, Fournier, Féré, Guyon et Thompson, nous montre que :

L'ataxie, même au début, modifie le fonctionnement de la vessie, en amenant, soit de la paresse vésicale sans rétention, soit de l'incontinence, soit du ténesme, soit de la rétention, soit de l'anesthésie vésicale, soit des coliques vésicales avec ou sans uréthralgie ; — c'est-à-dire des troubles de la motilité et de la sensibilité, qui, quelquefois, forcent le clinicien à faire un diagnostic différentiel très serré ;

Les maladies de la moelle et *du cerveau* déterminent, soit par propagation, soit en attaquant d'emblée les centres sphinctériens de Kupressow et vésical de Budje, des troubles dont il est parfois difficile de débrouiller la genèse.

β) *Troubles fonctionnels de la vessie liés aux grandes névroses.* — Plus que l'*épilepsie*, l'*hystérie* se manifeste au point de vue vésical, par des troubles, soit de motilité, soit de sensibilité ; celle-ci est diminuée ou exagérée.

γ) *Troubles fonctionnels de la vessie liés à des malformations congénitales.* — « A ce chapitre, dit l'auteur, et aux « suivants, se rapportent les cas dits de « vessie irri- « table » (*irritable bladder* des Anglais). Les symptômes « qui caractérisent cet état d'irritabilité de la vessie, « sont : au point de vue sensitif, des douleurs cystal- « giques ; au point de vue moteur, les contractions fré- « quentes de la vessie, cause de la miction fréquente et « impérieuse, et la contraction du sphincter uréthral, « qui peut ne produire qu'un retard et une gêne de la « miction, ou déterminer la rétention complète. »

L'étroitesse congénitale du méat (Civiale, Otis, Guyon, Reliquet) et le *phimosis congénital* (Beard de New-York) produiraient des troubles vésicaux qui disparaissent, quand l'opérateur a supprimé le vice congénital.

δ) *Troubles fonctionnels de la vessie liés à des lésions de voisinage.* — Chez l'homme, les *affections du rectum*, comme : fissures, hémorrhoïdes, oxyures, constipation, diarrhée, et les opérations portant sur cette région ;

Chez la femme, les *affections de l'utérus et des*

annexes, comme : règles, déviations utérines, fissures du col, métrites, affections vaginales, affections vulvaires, et les opérations portant sur ces régions ;

« Agissent, d'après M. Tuffier, soit par le gonfle-« ment œdémateux qu'elles provoquent, soit par une « action réflexe, qui a pour point de départ la région « malade ou traumatisée, et pour point central, les « centres de Budge et Kupressow. »

Quand, au contraire, la relation réflexe n'est pas aussi évidente, comme, par exemple, pour les troubles vésicaux des *amputés*, Boursier admet (*Journal de Médecine de Bordeaux*, 1885-1886, p. 515) « que l'on a affaire à « d'anciens urinaires, dont la vessie est en état de « *minoris resistentiæ*, à des individus dont la vessie « est spécialement irritable ».

A cela, Janet ajoute (*ouv. cité*) : « Le séjour prolongé « au lit, la nécessité de conserver, pendant la miction, « une position horizontale, peut rendre la miction très « pénible, ou même impossible », et ces individus atteints de rétention sont tous des psychopathes. (Voir sa thèse.)

ε) *Troubles fonctionnels de la vessie tenant à des lésions locales de cet organe.* — On prend souvent pour des troubles vésicaux névropathiques, idiopathiques, ceux qui sont dus à des affections, telles que *les calculs, les tumeurs, l'engorgement sénile des veines prostatiques, l'hypertrophie prostatique, les fissures de l'urèthre* chez la femme, et *l'uréthrite postérieure* chez l'homme. — « Il « est donc nécessaire de reconnaître ces lésions, pour « se rendre compte de la cause réelle de l'irritabilité

« vésicale, et la traiter avec succès. » (HARRISON. *Encycl. internat. de chir.*, t. VII, p. 73.)

ζ) *Troubles fonctionnels de la vessie dus à la composition anormale de l'urine.* — L'irritabilité vésicale serait mise en jeu, chez les *hystériques*, par un surplus d'eau; chez les *goutteux*, par l'abondance des urates; chez les *neurasthéniques*, par une augmentation de phosphates; de même, chez les gens *surmenés*, par le travail et le plaisir (d'après Gaut et Harrison); l'acidité de l'urine (Mercier) aurait le même résultat.

η) *Troubles fonctionnels, idiopathiques, sensitifs et moteurs de la vessie.* — La *cystalgie idiopathique*, dont le diagnostic se fait par exclusion des affections précédentes, « est caractérisée par les symptômes fonc« tionnels de la cystite, sans que la vessie présente la « moindre trace d'inflammation, et sans que l'urine « présente la moindre altération ». Les individus qui en sont porteurs seraient des descendants de rhumatisants ou de nerveux.

θ) *Troubles fonctionnels de la vessie d'origine psychopathique.* — La thèse si complète de M. Janet, sur ce sujet, montre l'influence de l'état mental d'un sujet sur le fonctionnement de sa vessie : la cause primordiale de ces troubles psychopathiques de la miction serait une préoccupation mictionnelle; celle-ci reposerait sur un trouble vésico-uréthral réel, lésion anatomique, trouble sensitif, trouble réflexe, mais amplifierait les symptômes; et, quelquefois même, cette préoccupation mictionnelle est seule en cause et pervertit le fonctionnement d'une vessie et d'un urèthre normaux; il en résulterait, selon M. Janet, un état d'irritabilité vésicale qui se traduit par la pollakiurie.

La pollakiurie pathognomonique de la psychopathie urinaire, s'endort avec le malade, ou bien elle s'exagère et passe dans les rêves, si le malade s'étudie à remplir sa pensée de la même idée fixe, la préoccupation mictionnelle.

Le spasme uréthral est un autre caractère de la psychopathie urinaire; il empêche le malade d'uriner en public ou dans un lieu d'où le sujet s'imagine que l'on puisse entendre le jet de son urine (bégaiement urinaire).

« Le psychopathe urinaire, en général nerveux héré-
« ditaire, commence sa carrière par l'incontinence noc-
« turne, puis, soit spontanément, soit à la suite de la
« moindre blennorrhagie qui attire son attention sur
« son appareil urinaire, il devient un pollakiurique et
« spasmophile, et il évolue peu à peu vers l'hypochondrie
« génito-urinaire », ce terme morbide fatal vers lequel a glissé Jean-Jacques Rousseau.

Comme nous venons de le voir, dans cette énumération si longue des troubles vésicaux, l'irritabilité vésicale se trouve mise en jeu, très fréquemment, et pour des affections diverses, bien différentes les unes des autres. Le quatrième chapitre et les suivants du premier groupe, nous intéressent d'une manière toute spéciale, et nous serviront à faire le diagnostic de « vessie irritable », sans que la moindre erreur soit possible.

Mais, dans ces chapitres, nous n'avons trouvé mentionnée nulle part la cause que nous attribuons, dans beaucoup de cas, à l'irritabilité vésicale, c'est-à-dire « l'hyperhémie vésicale ».

Peyer, comme le rapporte M. Zuckerkandl, et comme nous l'avons énoncé plus haut, dit qu'il y a toujours une cause, quelque cachée quelle puisse être, de la vessie irritable ; il place cette cause dans les altérations des organes de la génération, et n'admet point que ce soit une affection nerveuse, le plus souvent ; il rattache cette irritabilité à un processus inflammatoire chronique du col vésical.

Nous ne partageons point entièrement l'opinion de Peyer, lorsqu'il attribue les douleurs et le spasme à une inflammation chronique du col. Dans les deux cas, en effet, que nous avons rencontrés, nous n'avons guère trouvé qu'un état congestif de la muqueuse ; et, comme l'avoue M. Zuckerkandl, il était occasionné par une affection de voisinage, surtout génitale. Mais on peut fort bien trouver une congestion, une inflammation des organes génitaux, amenant un peu de dysurie, sans, pour cela, amener de l'inflammation vésicale. Lindemann a rencontré des ischuries passagères au cours de pelvipéritonites : tous les médecins ont pu faire une observation analogue.

Cette hyperhémie, localisée au bas-fond, trouve son explication dans la distribution vasculaire de la région. Aussi devons-nous exposer l'anatomie angéiologique de la vessie, en nous arrêtant aux points importants de notre étude.

La vessie est, d'abord, par son fond, fixée, au moyen de tissu cellulaire lâche, à la partie cervicale de l'utérus.

Plus près, en avant, la paroi vésicale, à son passage dans l'urèthre, est accolée si intimement au vagin par le très résistant septum uréthro-vaginal, que les parois des deux organes paraissent empiéter l'une sur l'autre, et qu'il faut une recherche très minutieuse de dissection, pour reconnaître leurs limites exactement.

Le système vasculaire de la vessie n'est point strictement isolé de celui des organes génitaux; à certains endroits, par exemple au bas-fond de la vessie et à l'urèthre, il est commun aux deux organes.

Les artères vésicales viennent toutes, directement ou indirectement, de l'artère iliaque interne (Testut).

Le groupe supérieur naît de l'ombilicale, et après avoir fourni, au sommet et aux faces latérales de la vessie, les branches qui leur sont nécessaires, il donne de fins rameaux, qui remontent s'anastomoser avec des ramifications de l'hypogastrique.

Le groupe inférieur, dérivé de l'artère hypogastrique, glisse entre la vessie et le vagin, et va nourrir la paroi inférieure de la vessie, principalement cette partie que l'on nomme le « triangle de Lieutaud », et qui est comprise dans les limites suivantes ; en arrière, un bourrelet saillant, transversal, légèrement convexe en avant, arciforme, toujours moins accusé chez la femme, et qui va d'un uretère à l'autre; latéralement, deux lign s convergeant des deux orifices d'abouchement des uretères dans la vessie, jusqu'à l'ouverture uréthrale de la vessie. Rappelons, en passant, que c'est en arrière de ce triangle, et un peu plus inférieurement d'ailleurs, que lui fait suite le bas-fond de la vessie.

Le groupe postérieur, issu de l'artère hémorrhoïdale moyenne, aborde la vessie à son bas-fond et remonte se distribuer à la face postérieure de ce réservoir : c'est ce groupe, chez la femme, qui nous intéresse au plus haut point, car il est « constamment renforcé par un « certain nombre de rameaux venus de la vaginale et « de l'utérine (v. Testut) ».

Quant au groupe antérieur que fournissent l'artère honteuse interne, et l'obturatrice, il va irriguer la partie antérieure de la vessie.

Toutes ces canalisations artérielles de la vessie s'anastomosent plus ou moins entre elles, sur la surface extérieure de la vessie, puis, elles vont vers la tunique muqueuse, et laissent, sous celle-ci, un réseau à larges mailles ; ce réseau enfin donne, d'après M. Albarran, « des capillaires terminaux qui s'avancent sous l'épi- « thélium, aussi peut-on les observer facilement pendant « l'examen endoscopique ».

Voilà donc déjà un point acquis pour nous : c'est l'anastomose, non seulement des différents groupes d'artères vésicales entre eux, mais aussi, par le groupe postérieur, l'anastomose de ceux-ci avec les artères vaginale et utérine

Passons maintenant à l'irrigation veineuse du réservoir vésical ; elle comprend (Sappey) trois systèmes de réseaux :

Le réseau sous-muqueux, très riche, forme des mailles de plus en plus serrées, au niveau du bas-fond ; elles ont leur maximum de développement sous la surface triangulaire de Lieutaud, et sur le pourtour du col. Ceci explique, en passant, pourquoi, dans les phlegmasies chroniques de la vessie, et dans la lithotritie, nous devons nous attendre à une hématurie assez abondante. De plus, ceci nous expliquera le symptôme « hématurie », que M. Zuckerkandl a trouvé dans une observation toute récente de vessie irritable.

Le réseau intermusculaire, émané de la tunique musculeuse, forme des veines parallèles aux colonnes charnues qui sillonnent la paroi vésicale, et sont le résultat de l'hypertrophie irrégulière de la couche musculeuse sous-jacente à la muqueuse.

Le réseau sous-péritonéal, formé de veines anastomosées, qui descendent vers le bas-fond, se rend au plexus de Santorini ; puis, à droite et à gauche, dans la veine hypogastrique.

Tous les vaisseaux veineux nés de ces réseaux vont se distribuer de la façon suivante : « Chez la femme, les « veines vésicales antérieures se rendent, comme chez « l'homme, au plexus de Santorini ; les veines posté- « rieures viennent se jeter, au niveau du col utérin, dans « le plexus utéro-vaginal ; les veines latérales, enfin, « aboutissent aux parties latérales du plexus vésico- « vaginal, et, de là, aux veines hypogastriques. » (V. Testut.)

Voilà un second point acquis encore à notre exposé : c'est l'anastomose des veines vésicales, presque dans leur plus grande surface, avec les plexus utéro et vésico-vaginaux.

Ajoutons enfin, avec Testut : « Tous les réseaux « veineux du bassin sont reliés les uns aux autres par

« des voies anastomotiques larges et nombreuses : ils « deviennent ainsi solidaires, et peuvent, au besoin, se « suppléer mutuellement. »

Nous avons donc vu que, si les artères vésicales communiquent avec le système artériel génital, d'autre part aussi les plexus veineux vésicaux, utérins et vaginaux, sont anastomosés entre eux.

Rappelons, en outre, que le réseau à mailles serrées s'étendant de l'orifice de l'urèthre aux deux ouvertures des uretères est le plus dense aux environs de l'orifice, et devient, vers le haut, de plus en plus fin.

De plus, dit M. Zuckerkandl, si nous injectons avec un liquide clair, coloré, la veine utérine, nous voyons que ce sont précisément les réseaux veineux vésicaux du bas fond, qui se rempliront de notre liquide.

On peut, de cette façon, constater macroscopiquement, le passage direct des veines vésicales dans les veines vaginales et dans les veines utérines.

La conclusion à tirer est alors la suivante : un engorgement, une hyperhémie veineuse, ou une néoplasie des veines génitales doivent, par conséquent, agir directement, et immédiatement aussi, sur la distribution sanguine du bas-fond de la vessie, et du col de la vessie.

« Eine Stanung, Venöse Ueberfüllung, neubildung « von genitalen Venen, musz demnach in directer « unmittelbarer Weise auch auf die Blutvertheilung des « fundus der Blase, sowie des Blasenhalses einwirken. »

M. Zuckerkandl a entrepris une série de recherches cystoscopiques, chez des femmes, à différentes époques de la grossesse ; il a trouvé que c'étaient précisément les parties basales, c'est-à-dire celles qui sont, anastomotiquement, le plus en relation directe avec la vascularisation génitale, qui étaient hyperhémiées : ce dernier état pouvait alors s'observer, depuis l'orifice interne de l'urèthre jusqu'aux orifices des uretères

A ces endroits, on voyait une injection vasculaire si dense, que la muqueuse n'était point visible ; et cette injection dense diminuait progressivement, à partir des orifices urétéraux. La muqueuse, à la limite, était pâle, et contrastait, d'une façon très frappante, avec la zone précitée du bas-fond, richement injectée.

Il a vu un cas où l'engorgement était si prononcé, qu'il était permis de constater nettement des veines proéminentes dans la vessie, variqueuses, en forme de serpents : ce sont là les varices vésicales des femmes enceintes, que l'on n'avait pas encore observées cystoscopiquement. L'urèthre postérieur, dans sa région vésicale, était aussi injecté que le bas-fond.

C'est pendant la période de gravidité que l'on voit le mieux cette pléthore vasculaire vésicale : c'est aussi à ce moment que l'action réflexe sur la vessie est le plus facile à étudier.

Dans un autre cas de vessie irritable, survenue au cours de la menstruation, il lui a été facile de voir l'injection semblablement, mais à un degré cependant beaucoup moins prononcé.

Dans un autre cas d'hypertrophie manifeste de cette région, il a pu observer une forte dysurie reconnaissant la même pathogénie.

Chez une femme qui possédait quelques petits myômes

utérins, étaient survenues les manifestations de la vessie irritable : il n'y avait pourtant aucune maladie de vessie; et, qui plus est, la vessie n'était même point luxée par le néoplasme.

Nous nous rattachons donc en partie au moins, à l'opinion émise dans le *Traité de chirurgie* de MM. Duplay et Reclus, quant à faire dépendre la vessie irritable de lésions de voisinage ; mais la divergence d'opinions est dans notre conclusion ; le résultat qui ressort de l'examen de l'intérieur de la vessie, et de l'urèthre, est le suivant : la dépendance et le rapport de la vessie féminine (page 6 de l'ouvrage viennois) avec l'appareil génital, sont prouvés par des constatations cliniques positives, qui nous affirment l'existence indiscutable d'une hyperhémie, localisée au bas-fond de la vessie, et à la partie de l'urèthre qui y est contiguë.

Des processus divers, soit physiologiques, soit pathologiques, de l'appareil génital féminin, produits sous l'influence d'un engorgement vasculaire de ce dernier, peuvent produire des dysuries typiques lors même que l'on ne peut constater une affection inflammatoire de la vessie et de l'urèthre. Dans quelques cas, l'influence de la stase dans l'appareil génital peut être observée directement sur les parties signalées plus haut, de la vessie et de l'urèthre, grâce aux circonstances anatomiques précitées de l'irrigation vasculaire vésicale et génitale.

Maintenant, il faut se demander si ces hyperhémies vésico-uréthrales permettent d'expliquer le symptôme prédominant : « augmentation du besoin d'uriner ».

Rappelons-nous où nous avons localisé le besoin

d'uriner physiologique : l'urèthre postérieur au moment où il naît de la vessie, et la partie de la muqueuse avoisinante, ont, avons-nous vu plus haut (ch. III), la sensibilité spéciale, d'où, par réflexe, le « musculus detrusor urinæ » commande à la contraction lente des fibres lisses musculeuses de la vessie.

Si nous supposons maintenant, avec les observations cliniques précises qu'il est possible de faire, ces endroits hyperhémiés ; comme nous savons, en thèse générale, que la sensibilité d'une région est en raison directe de sa vascularisation, nous ne serons plus surpris de voir augmentée, dans les cas qui font le sujet de notre étude, l'irritabilité réflexe de la vessie : voilà expliqués, nous semble-t-il, les deux symptômes de la vessie irritable, la pollakurie et le ténesme.

Quant à savoir pourquoi tel ou tel sujet sera plus ou moins sensible que tel autre à cette irritabilité réflexe, nous nous adresserons à M. Janet, qui nous en donnera la parfaite explication. Une fois l'hyperhémie admise comme point de départ des accidents nerveux vésicaux, nous nous rangerons alors à l'opinion qu'il a du psychopathe urinaire. Ce dernier, nous apprend-il, profite d'un trouble d'organe, soit la vessie ou le rectum, mais surtout un organe de la génération, pour en étudier la souffrance ; à force d'y penser, le malheureux patient, par l'effort de sa volonté et de son attention, en arrive à exagérer sa gêne, qui devient une peine ; puis plus tard, celle-ci devient un tourment même, qui peut amener, qui amènera son possesseur au terme ultime de l'hypochondrie génito-urinaire, ou génitale.

CHAPITRE V

Symptomatologie de la vessie irritable.

Nous arrivons maintenant à l'énumération des signes qui caractérisent notre syndrome clinique.

Nous voulons, auparavant, rapporter, dans leurs détails cliniques intéressants, nos deux observations.

Observation I (communiquée par M. le Dr Fr. Hue).

Mme B..., 80 ans, demeurant à Boisguillaume, près Rouen.

Vieillard d'aspect vigoureux.

Ménopause à 45 ans, survenue sans accidents, nerveux ou autres.

Pas d'antécédents d'hérédité nerveuse.

Possède du ténesme vésical depuis plusieurs années, sans qu'il en soit possible de reconnaître la cause.

Épreintes constantes : douleurs vives au passage de l'urine ; la miction lui produit une véritable sensation de brûlure.

A la vue : nulle affection, vulvaire ou uréthrale ; rien, au toucher, ni du côté de l'urèthre, ni à l'utérus.

Mais, cependant, signalons une douleur au toucher sur la région uréthrale.

L'introduction du cathéter dans l'urèthre a été très pénible pour la malade. On n'a senti aucun corps étranger dans la vessie.

Les urines analysées n'ont jamais rien donné.

La muqueuse uréthrale, qui ne suinte aucunement, et est parfaitement normale, est un peu proéminente, au méat. Sous le chloroforme (mai 1893), M. le Dr Fr. Hue pratiqua l'incision de la partie proéminente, et y passa ensuite le thermocautère.

On dilate l'urèthre, avec le dilatateur à trois branches ; exploration digitale de la vessie : on ne sent aucun corps étranger, aucune tumeur, mais une surface entièrement lisse.

On voit la muqueuse du bas-fond, rouge, congestionnée, comme l'urèthre dans sa partie profonde.

A la suite de cette intervention, la malade eut une incontinence d'urine, qui dura trois jours.

Puis, les douleurs revinrent comme auparavant et continuèrent.

Dans ce cas, il était manifeste qu'il existait une congestion intense du bas-fond de la vessie, sans qu'on en pût trouver une explication plausible ; les organes urinaires, d'une part, après examen aussi minutieux que possible, n'offraient aucune phlegmasie, chronique ou aiguë ; d'autre part, la malade n'avait ni hémorrhoïdes, ni métrite, ni déviation ou prolapsus de l'utérus, ainsi qu'avait permis de le constater un examen gynécologique complet. L'utérus était même atrophié : état ordinaire à pareil âge.

En interrogeant la femme avec soin, nous apprîmes que les premiers symptômes de l'irritabilité vésicale remontaient à peu près à l'époque de la ménopause ; puis, ils n'avaient fait que continuer en s'accentuant.

Observation II (communiquée par M. le Dr Cotoni).

Mme M..., 48 ans, souffre de douleurs vésicales depuis six années.

Le père est un ancien alcoolique, corrigé, de caractère violent; a eu, à des époques très éloignées, depuis vingt ans environ, de l'incontinence d'urine ; a toujours eu des mictions fréquentes, mais sans douleurs.

La sœur, âgée de 44 ans, a de l'anesthésie de la jambe droite ; accès fréquents de sciatique, à gauche.

La malade qui nous occupe, a eu la rougeole à 8 ans. Santé délicate.

Réglée à 14 ans ; mariée à 23 ans.

Deux grossesses à terme : à la suite, règles revenues sans douleur. Après le deuxième enfant, abcès multiples du sein, qui durèrent trois mois; et flueurs blanches qui, intermittentes au début, furent continues après 1884.

Veuve en décembre 1885, elle devint très impressionnable et dyspeptique.

Premier examen (mars 1886). — Douleurs violentes de gastralgie ; pyrosis ; flatulence considérable ; les douleurs diminuèrent par le traitement ; mais la flatulence continua avec de la constipation.

A la même époque, la malade se plaignit de douleurs à la fin de la miction ; l'analyse des urines ne décela ni pus, ni albumine, ni sucre ; l'examen de l'urèthre fit voir un canal tout à fait perméable, n'ayant rien de particulier. On ordonna des boissons diurétiques ; la belladone calma un peu les douleurs.

15 mars 1890. La malade urine nuit et jour, toutes les demi-heures; la douleur pendant la miction est fort vive, et plus encore quand la miction est terminée ; pas de sommeil ; perte d'appétit.

Lavages vésicaux, faits tous les huit jours, pendant trois mois.

En juillet, les accidents prennent une intensité plus grande ; le besoin d'uriner est constant ; les douleurs, vives, s'irradient dans l'aine, les lombes et les fesses.

Au spéculum : col utérin tuméfié, avec ulcération ; il laisse s'écouler un suintement jaunâtre.

L'utérus, augmenté de volume, est douloureux à la pression ; le diagnostic posé est « métrite ». On pouvait, dès lors (9 juillet), rattacher à la lésion utérine les douleurs ressenties.

Le traitement institué consiste en lavages antiseptiques, suivis de cautérisation utérine avec le nitrate d'argent.

26 juillet. État notablement amélioré ; du reste, à la moindre alerte, suppositoires belladonés et cocaïnés.

Janvier 1891. Nouvelle crise, aussi violente qu'en février 1890. Mictions tous les quarts d'heure, avec douleurs dans la zone génitale et dans les cuisses ; la malade ne peut rester debout.

L'examen au spéculum montre un col normal ; le traitement est : KBr, lait, injections vaginales, bains de siège.

30 janvier. Amélioration. La malade peut rester debout plusieurs heures ; mais, mictions douloureuses, nuit et jour de demi-heure en demi-heure.

Même état jusqu'en août 1892 : alternatives de repos et de douleurs, que calmait la morphine momentanément.

Le chloral, le sulfonal, les bromures, la valériane et les valérianates avaient échoué.

17 août 1892. Crise plus violente encore que les précédentes, à la suite d'une marche à pied d'une heure ; les douleurs vésicales ne laissaient pas à la malade la plus faible rémission, et l'obligeaient même de coucher sur un bassin.

On pratique la cautérisation des granulations que l'on observe sur le col ; le 20 août : amélioration complète. On continue, néanmoins, le bromure de camphre.

Jusqu'au mois de février 1893, les douleurs continuent avec des rechutes plus ou moins fréquentes, et plus ou moins pénibles.

La vessie était devenue manifestement plus irritable ; la sonde introduite était saisie par une contraction violente de la vessie ; la malade disait même en avoir nettement l'impression.

Mars 1893. Crise nouvelle, violente, plus longue que jamais. Le Dr Fr. Hue, chirurgien à l'hospice général de Rouen, est appelé en consultation. Le diagnostic auquel on s'arrête est le suivant : « métrite, avec légère antéversion : vessie irritable, caractérisée par de la contracture du col ».

La métrite fut traitée comme suit : cautérisations avec de la glycérine créosotée ; lait : ni alcool, ni vin.

Avril 1893. L'utérus est amélioré, mais la vessie reste dans le même état.

Mai 1893. Le Dr Fr. Hue dilate le col vésical, après chloroformisation. On a eu une hémorrhagie insignifiante (nous en avons vu l'explication au chapitre de la Pathogénie). Il est facile de passer l'index dans l'urèthre ; on ne sent ni tumeur, ni corps étranger.

L'examen direct montre une grande vascularisation du col et du bas-fond de la vessie.

Le premier jour après l'intervention, le col de la vessie continue à se contracter. La miction est douloureuse, mais moins fréquente ; elle ne revient que d'heure en heure.

Ce mieux persiste jusqu'en juillet 1893. A ce moment, forte crise que guérit, pendant quelque temps, une cautérisation avec la solution 1/200 de nitrate d'argent ; les urines, troubles, ont quelques flocons de mucus, mais ni pus, ni albumine, ni sucre.

Novembre 1893. A la suite d'un dîner en ville et d'un peu de refroidissement, les crises reparaissent. L'utérus est tout à fait sain.

Une instillation de nitrate d'argent, dans le col vésical donne, pendant trois jours, des douleurs intolérables. On doit même recourir aux injections sous-cutanées de morphine ; la cocaïne, employée localement, donnait aussi un peu d'accalmie.

Depuis lors, la situation n'a point très sensiblement changé. Cette malade n'urine jamais sans douleurs ; la métrite paraît guérie ; mais la vessie garde toujours la même irritabilité.

Comme on le voit, par cette seconde observation, toutes les excitations qui traversent l'existence de madame M..., et les écarts de régime, ramènent une acuité plus grande de la douleur.

Dans ce cas, il paraît évident que les accidents ont eu pour point de départ une altération génitale, dont la guérison a laissé le bas-fond de la vessie toujours congestionné.

Le bas-fond, loin d'avoir la coloration normale, était rouge, violacé, comme avait permis de le voir la dilatation faite avec le dilatateur à trois branches, mis en usage aussi dans l'autre observation.

Comme le montrent nos observations, les deux symptômes prédominants, ceux-là mêmes qui se rencontrent dans des affections si diverses, telles que les phlegmasies de l'appareil urinaire, les affections quelconques de l'appareil génital, et même aussi les affections nerveuses, soit de la moelle épinière, soit des centres céphaliques, que ces dernières soient un fait positif,ou qu'elles s'exagèrent ou se créent par la volonté du psychopathe ; ces deux symptômes,disons-nous,qui amènent le malade auprès du clinicien, sont la pollakiurie et le ténesme.

M. Zuckerkandl, à la suite de recherches entreprises ces trois dernières années, a acquis l'impression bien nette que le tableau pathologique de la vessie irritable commence souvent par une augmentation dans la congestion des organes génitaux ; plusieurs femmes (v. p. 3 de l'opuscule) ont eu de l'irritabilité vésicale, commençant, périodiquement, en même temps que le début de la menstruation ; d'autres, peu de jours après l'apparition des menstrues. Cette irritabilité vésicale parvenait, en peu de jours, à son summum ; puis, elle diminuait progressivement, jusqu'à revenir à la sensibilité normale.

Dans l'intervalle qui séparait deux périodes successives du flux menstruel, les malades ne ressentaient aucune douleur, et avaient une santé parfaite.

Dans un autre cas, plus curieux encore, ce fut après la pratique de la copulation, que survinrent les douleurs vésicales ; peu de minutes après, la malade avait du ténesme, de la strangurie, avec des contractions spasmodiques de la vessie, caractéristiques de l'affection que nous traitons ; cet état de choses ne dura que peu d'heures, et tout enfin se calma, la malade ressentit un bien-être parfait.

D'autres patientes, et c'est, comme nous l'avons vu plus haut, le plus grand contingent fourni, comprennent les femmes aux différents stades de la gravidité. Dans les premiers mois où la femme est enceinte, surviennent des phénomènes d'irritabilité vésicale ; et cependant nous n'y pouvons trouver aucune lésion inflammatoire de la vessie ou de l'urèthre ; et ces phénomènes durent, tantôt plus, tantôt moins, avec une intensité plus ou moins grande.

Quelquefois même, le besoin d'uriner, sans être, à vrai dire, un trouble pathologique bien grave, survient plus fréquemment que de coutume, et exige que l'on y satisfasse plus promptement.

Pollakiurie (πολλάκις, souvent ; οὐρεῖν, uriner), et *Ténesme* (τενεσμός, de τείνειν, tendre) sont donc nos premiers symptômes, comme apparition et comme importance.

La douleur, nous dit Churchill (*ouv. cité*), est variable : « dans les cas légers, elle n'est, pour la malade, « qu'un ennui ; dans d'autres, l'irritation incessante, la « douleur, la privation de sommeil, épuisent la femme, « la rendent pâle et languissante. L'appétit devient « capricieux, le moral est déprimé, et la malade est « poursuivie de la crainte de quelque terrible maladie. »

C'était le cas, si pénible, de notre deuxième malade, dont l'état actuel, semblable à l'ancien, ne s'améliora, ni par les calmants, employés en topiques ou en potions, ni par les cautérisations, ni par la dilatation uréthrale, ni enfin par la suggestion, tentée à propos de la dilatation sous le chloroforme ; les douleurs vésicales, chez elle, éveillées anciennement par une phlegmasie génitale, persistent encore, lors même que la cause déterminante en est tout à fait disparue.

Les contractures spasmodiques du col de la vessie simuleront aussi l'exagération de la sensibilité que présentent les névropathiques, et les myélitiques à lésions nettes des centres moteurs et sensitifs.

Un autre symptôme de la vessie irritable, et qui se comprend aisément, si l'on se rappelle les veines vésicales, variqueuses, dont nous avons parlé plus haut, et qui décrivent des sinuosités, c'est l'*hématurie*.

Dans la lettre que nous a fait l'honneur de nous adresser M. le Dr Otto Zuckerkandl, nous trouvons un cas, postérieur à la publication de l'ouvrage qui nous a été si précieux dans notre courte étude.

Nous allons le traduire ici, aussi scrupuleusement que possible.

« Une femme, ayant quelques petits myômes de « l'utérus, souffrait d'une épreinte violente, et de douleurs en urinant, sans que l'urine fût modifiée le « moins du monde. Dans le cours de la maladie, elle eut « une violente hémorrhagie vésicale, à tel point que les « médecins traitants pensèrent à une tumeur de la vessie. « A l'examen cystoscopique, on ne trouva aucune « tumeur, mais seulement des vaisseaux très dilatés sur « le bas-fond de la vessie. Dans ce cas, par conséquent, « l'hyperhémie vésicale, produite par les myômes de « l'utérus, avait amené une congestion avec hématurie « très notable. Cette « fausse hémorrhagie vésicale » « n'est pas encore signalée, autant que je me le rap- « pelle. »

CHAPITRE VI

Diagnostic différentiel de la vessie irritable.

Au point de vue *diagnostic*, les conclusions que nous tirerons des chapitres qui précèdent, notamment des chapitres IV et V, seront comprises dans l'énoncé : *le diagnostic de la vessie irritable se fait par exclusion.*

Dire qu'une malade, porteuse d'une vessie se vidant spasmodiquement, aussi souvent que possible, jour et nuit, a une vessie irritable, lors même qu'il y aurait comme affirmation, l'observation de l'hématurie si typique de M. Zuckerkandl, faite par l'examen endoscopique complet, ce ne serait point là faire un diagnostic suffisant, ni complet.

Il faut, après avoir écarté toutes les inflammations, chroniques ou aiguës, soit du méat, soit de l'urèthre, soit de la région vésicale avoisinante, soit de la vessie entière, ou de son trigone, ou de son bas-fond, soit, enfin, des uretères ou des reins, il faut, disons-nous, rechercher gynécologiquement, d'une manière complète, quelle est l'affection génitale, néoplasique ou phlegmasique, quelle est la modification dans la position des organes de la génération, qui nous peuvent permettre de rattacher l'effet, qui est l'hyperhémie accompagnée d'une sensibilité exagérée, à la cause génitale, qui est quelconque.

Il faudra donc, tout d'abord, connaître les antécédents génitaux de la malade :

A quel âge a-t-elle été réglée ? Régulièrement ou irrégulièrement ? A-t-elle eu des phénomènes quelconques à la première apparition du flux cataménial ? La malade souffre-t-elle périodiquement au retour des époques ? A quel âge s'est-elle mariée ? Les règles ont-elles subi quelque modification par la vie conjugale ? Quel est le nombre des grossesses ? Quels aussi leurs caractères spéciaux ? Comment, après les grossesses, s'est fait le retour des menstrues ? Les douleurs de vessie irritable survenaient-elles après le coït ? A quel âge l'apparition de la ménopause ? Avec des douleurs ou non ?

De plus, s'enquérir si la malade s'acquitte bien quotidiennement de ses fonctions excrémentitielles ; si elle a des hémorrhoïdes, varices d'un autre genre mais reconnaissant peut-être la même cause que les varices vésicales.

Il est intéressant, entre temps, de savoir quels sont les antécédents nerveux de la malade, signalés par l'hérédité, soit ascendante, soit collatérale. Ceci pourra, jusqu'à un certain point, nous renseigner sur ce fait que, chez notre malade, la sensibilité vésicale, prenant son point de départ dans une hyperhémie congestive de cause génitale quelconque, peut s'exagérer psychopathiquement, parfois, au sens de M. Janet.

On exclura donc, tout d'abord, les uréthrites venues de l'extérieur, ou de proche en proche pendant la vaginite, les petites ulcérations, quelquefois insignifiantes, qui siègent dans les replis muqueux du col, et dont l'étendue pourra fort bien n'être point en rapport avec la gravité de la douleur ; les ulcérations dues à la tuberculose, du trigone de la vessie, ou de son bas-fond ; et, enfin, les lésions des parties plus élevées de l'appareil urinaire.

Un cas de M. Zuckerkandl nous confirme ce dernier point : « L'augmentation du besoin d'uriner présentait le symptôme prépondérant du catarrhe vésical ; on ne pouvait voir aucune lésion urinaire. La malade, âgée de 30 ans, était dans la division de M. Dittel ; elle éprouvait, tous les quarts d'heure, un vif besoin d'uriner ; le rein droit était converti en une tumeur d'un volume considérable. L'urine était très fortement catarrhale. La muqueuse vésicale se présentait, sous le cystoscope, pâle, à l'exclusion de quelques taches très distinctes ; celles-ci siégeaient à l'entour de l'orifice d'abouchement de l'uretère droit. Ces taches apparaissaient vivement rougies ; dans le centre, la muqueuse manquait.

A l'opération, le rein droit présenta de notables altérations dues à la tuberculose.

Ce cas donc, met en lumière ce fait, que des altérations, même localisées de la vessie, sont susceptibles de produire le besoin d'uriner.

Pour parfaire le diagnostic, on procèdera à l'exclusion des affections nerveuses, réelles ou psychopathiques de la moelle épinière et du cerveau, qui présentent, comme la vessie irritable, les symptômes « ténesme, pollakiurie ».

Il faut écarter, quant à ce qui concerne l'hématurie, les affections néoplasiques, soit polypiformes, soit cancéreuses, etc., de la vessie ou de l'urèthre, les corps étrangers de la vessie ou de l'urèthre.

Il est nécessaire, en fin de compte, d'analyser soigneusement l'urine, au point de vue de sa densité, de son acidité, de son albumine, sucre ou pus possibles, afin de se rendre compte s'il existe ou non une lésion rénale, aiguë ou chronique.

Dans ces cas, la détermination de la maladie qui occasionne l'affection vésicale, comme l'exclusion des maladies qui s'en rapprochent, est parfois extraordinairement difficile, et demande une recherche soigneuse.

L'examen, en un mot, sera, d'après ce que nous venons de voir, la combinaison des recherches gynécologiques ordinaires, avec les recherches les plus complètes et les plus minutieuses d'uréthroscopie et d'endoscopie vésicale.

Parmi ces dernières, ce sont surtout celles de la cystoscopie qui nous rendront les plus grands services; c'est grâce à elle que le médecin de Vienne a pu signaler comme causes de la vessie irritable :

α) Des hyperhémies localisées au bas-fond de la vessie;

β) Des hyperhémies occupant la région muqueuse comprise entre les uretères et l'orifice interne de l'urèthre (surface triangulaire de Lieutaud);

γ) Des hyperhémies de la partie postérieure de l'urèthre soit seule, soit avec la zone de la vessie qui y est tout à fait contiguë.

L'examen gynécologique, comprenant la palpation et

la percussion de l'abdomen, l'examen de visu, l'examen au spéculum, le toucher vaginal et rectal, nous permettra de faire un diagnostic précis, et de conclure par exemple, comme suit : « Cette malade est atteinte « d'hyperhémie du bas-fond et du trigone, due à un « fibro-myôme (à un sarcome, etc., à une latéroversion « droite, etc.), logé sous le péritoine, au côté gauche « de l'utérus. »

Nous aurons, de cette façon, fourni un diagnostic complet, comprenant la cause aussi, et nous pourrons, au vrai sens de M. Zuckerkandl, prononcer le mot de « vessie irritable ».

CHAPITRE VII

Pronostic. Durée. Traitement de la vessie irritable.

Pour ce qui concerne le pronostic, si nous consultons les *Cliniques* de Guyon, nous lisons :

« Vous savez combien, d'une façon générale, j'attache « d'importance aux troubles véritablement pathologiques « de la miction, qui surviennent, s'établissent, et durent, « sans cause appréciable. Le pronostic, dans ces cas, « doit être des plus réservés ; et cette réserve dure « jusqu'au moment où vous pouvez définir la lésion qui « entretient et perpétue le trouble fonctionnel. Lorsque « vous serez arrivés au diagnostic, vous n'aurez fait que « confirmer, en leur donnant corps, les craintes qu'avait « fait naître, dans votre esprit de clinicien, cette apparition, « en quelque sorte spontanée, de symptômes bien définis, « durables, et, cependant, non expliqués. »

M. le professeur Guyon fait naître la gravité du pronostic de la gravité même de l'affection causale, qui, pour lui, est l'ataxie.

Pour nous, qui rattachons à une lésion des organes génitaux, les symptômes de vessie irritable, dans la majorité des cas, nous demandons pardon au Maître de nous éloigner de son opinion; et nous dirons que si parfois les symptômes observés occasionnent une gêne notable, allant jusqu'à faire naitre, dans l'esprit du malade, les craintes les plus vives, néanmoins, le pronostic de la vessie irritable, rattaché à celui de l'affection génitale, à notre sens, à notre point de vue, n'est pas fort grave, en tout cas n'est point fatal forcément.

Quant à la durée de notre irritabilité, il est fort possible que tous les symptômes observés cessent, avec la disparition de l'affection déterminante ; mais il est possible aussi, et l'expérience l'a nettement prouvé, dans notre seconde observation, qu'une fois les accidents génitaux disparus complètement par un traitement approprié, la pollakiurie et le ténesme persistent, seuls témoins survivants du trouble pathologique de l'appareil génital.

Quant à la durée de l'hyperhémie vésicale observée dans le cours de la gravidité, les symptômes, souvent moindres en intensité, cèdent aussi plus facilement, avec la terminaison de l'accouchement.

Si cependant, au lieu d'une hyperhémie pure et simple, nous avons véritablement des varices vésicales, la lésion vasculaire de varice, que beaucoup ramènent à l'artério-sclérose *généralisée, persistera, amoindrie peut-être,* mais entrainant avec elle, comme conséquence, les *mictions fréquentes et douloureuses.*

Tout d'abord, nous débarrasserons notre malade de l'affection ovarique ou utérine, qui aura amené la congestion vésicale.

Nous corrigerons les déviations utérines, ou le déplacement, avec les pessaires si nombreux et si variés dont on se sert actuellement.

Nous exciserons la tumeur, myôme, fibrome, etc., kyste de l'ovaire, etc., qui pourrait agir souvent par compression, en modifiant la circulation pelvienne, en général, la circulation génito-urinaire, dans notre cas particulier.

En un mot, le diagnostic bien posé, comme nous l'avons désiré plus haut, nous nous occuperons de traiter l'affection génitale, aiguë ou chronique, avant de nous occuper de la vessie irritable elle-même, ou mieux en même temps que nous traiterons cette dernière.

Le traitement médical, proposé par M. Janet, dans sa thèse, consiste, essentiellement, en traitement moral : il faut éviter, conseille-t-il, l'hypochondrie, vers laquelle tendent si fort de semblables malades, à tare nerveuse ; on fait semblant d'accepter leurs idées, leurs explications pathogéniques plus ou moins bizarres, pour gagner leur confiance ; et, en se servant d'un traitement local, on emploiera tous les moyens, tels que : douches, préparations calmantes, bains, etc. On agira aussi sur leur imagination.

Mais, *dans notre sens, nous n'avons rien à attendre* de la suggestion, puisque nous n'observons point des tarés nerveux, mais plutôt des tarés rhumatisants parfois ; nos deux observations, du reste, viennent à l'appui.

Nous nous servirons donc des moyens admis aujourd'hui contre l'arthritisme : on donnera aux malades un régime alimentaire de nature à éloigner la constipation ; on régularisera leurs fonctions ; on supprimera leur flux diarrhéique possible; on évitera les hémorrhoïdes. On emploiera surtout l'hygiène, qui régularise les fonctions cutanées, qui entretient l'excrétion cutanée nécessaire à la vie, et active, par suite, la circulation intérieure de l'organisme.

Les agents médicamenteux donnent quelquefois un peu de répit ; mais l'effet n'en est guère durable, comme le montre notre deuxième observation. Le bromure et la belladone soulageront quelque peu la malade de l'irritabilité vésicale; le chloral, le sulfonal, et les opiacés permettront un peu de repos ; les astringents, employés en lavages, ne donnent point de résultat satisfaisant.

Peut-être pourrait-on essayer de placer dans le vagin un sachet de baudruche contenant de petits morceaux de glace. Nous nous rappelons le cas d'un homme, ayant dépassé la soixantaine ; il était pris d'engorgement sénile des veines de la prostate, chaque fois qu'il pratiquait le coït ; notre ami, qui le soignait, et connaissait fort bien les habitudes de son client, arrivait régulièrement à faire disparaître la fluxion sanguine prostatique, en peu de temps, en lui glissant, dans le rectum, des morceaux de glace ; la strangurie devenait nulle facilement, grâce à cette application.

Mais c'est surtout des moyens chirurgicaux que nous devons attendre le plus de soulagement.

La dilatation, avec le dilatateur à trois branches, de l'urèthre et du sphincter vésical, amènera momentanément un peu d'incontinence d'urine, mais pourra probablement, souvent répétée, changer l'état d'hyperexcitabilité du col, et en diminuer le spasme.

La cautérisation de la muqueuse hyperhémiée, avec le nitrate d'argent, après cocaïnisation avec la solution à 5 ou 10 p. 100, pourrait être essayée aussi.

Il se pourrait encore que le massage de la région hyperhémiée, fait par le vagin, et non encore essayé, rendît de grands services.

Si, au bout d'un certain temps, tous les moyens avaient échoué, et que la malade, fatiguée de souffrir, demandât à être améliorée au plus vite, il serait peut-être avantageux de pratiquer la cystotomie vaginale. On créerait ainsi une fistule, que l'on drainerait même, pour éviter au col un travail, et à la muqueuse hyperhémiée, la stagnation de l'urine. De cette manière, l'urine s'écoulerait librement au dehors, sans douleur. On profiterait, pour se servir de ce procédé, du temps où la malade serait déjà au lit pour améliorer l'affection génitale, cause de l'hyperhémie.

CONCLUSIONS GÉNÉRALES

Les conclusions à tirer des pages précédentes seront celles-ci :

I. — Il existe des formes de « vessie irritable » que l'on peut rattacher à une hyperhémie circonscrite de la vessie.

II. — Cette hyperhémie, visible et non supposée, occupe principalement le bas-fond de la vessie ; mais aussi parfois l'urèthre, à sa jonction avec le col.

III. — Elle prend son origine dans la vascularisation normale, plus marquée à ces endroits.

IV. — Elle est causée par une lésion de voisinage, qui est, le plus souvent, une congestion, soit physiologique, soit pathologique de l'appareil génital. — Nous proposons d'englober les cas analogues sous le nom de :

Cystopathie hyperhémique.

V. — Elle est caractérisée par deux symptômes essentiels : *La pollakiurie*, *le ténesme*, auxquels peuvent s'adjoindre *l'hématurie*.

VI. — Elle demande à être découverte, dans un examen minutieux, par les moyens connus en gynécologie, et endoscopie vésico-uréthrale.

VII. — Elle n'est guère améliorée que par l'amélioration de l'affection génitale causale.

VIII. — Mais elle peut fort bien subsister après la disparition de la cause.

INDEX BIBLIOGRAPHIQUE

Adelon. — *Physiologie de l'homme*, 1823.

Beaunis. — *Nouveaux élém. de physiol. humaine*, 1888.

Béclard. — *Traité élém. de physiol. humaine*, 1866.

Béraud et **Robin.** — *Manuel de physiol. de l'homme et des principaux vertébrés*, 1853.

F. Born — Zur Kritik über den gegenwartigen stand der Frage von den Blasen functionen. *Deuts. zeit. f. chir.*, t. XXV, 1886.

Boursier. — *Journal de médecine de Bordeaux*, p. 525, 1885-86.

Budge. — Zur physiol. de Blasenschliessmuskels. *Arch. de Pflüger*, t. VI, 1872.

Churchill. — *Traité pratique des maladies des femmes hors l'état de grossesse, pendant la grossesse, et après l'accouchement.* Paris, J.-B. Baillière, 1881.

Duplay-Reclus. — *Traité de chirurgie*, t. VII, 1894.

M. Duval. — *Cours de physiologie*, 1887.

Guinon. — *Quelques troubles urinaires de l'enfance; névroses urinaires de l'enfance.* Th. de Paris, 1889.

Guyon. — *Leçons cliniq. sur les mal. des voies urin.* J.-B. Baillière, 1891.

Herrison. — *Encycl. internat. de chir.*, t. VI, p. 73.

Janet. — *Les troubles psychopathiques de la miction.* Th. de Paris, 1890.

Kupressow. — Zur physiol. des Blasenschliessmuskels. *Arch. d. Pflüger*, 1872.

Lepelletier, de la Sarthe. — *Traité de physiol. médicale et philosophique*, 1832.

Magendie. — *Précis élémentaire de physiologie*, 1816.

Sappey. — *Anatomie descriptive.*

Testut. — *Anatomie descriptive.*

Zuckerkandl. — Ueber eine Form der Irritablen Blase beim Weibe. *Wiener Medizinische Presse* ; Nr. 20 und 21, 1894, et résumé in *Semaine médicale*, 23 mai 1894.

IMPRIMERIE LEMALE ET Cie, HAVRE

www.ingramcontent.com/pod-product-compliance
Lightning Source LLC
LaVergne TN
LVHW020047170826
845678LV00001B/471

* 9 7 8 2 3 2 9 6 9 1 1 7 6 *